Óleos essenciais para iniciantes:

Guia para iniciar com óleos essenciais

By Dr. Mike Drew

Conteúdo

Descrição do livro

Quando se trata de benefícios médicos, são óleos essenciais bons para certas coisas. Óleos essenciais melhorar a concentração, reduzir a tosse encantos, o tratamento de hematomas, melhorar a digestão, reduzir os desejos de comida, aliviar os sintomas da ressaca, etc falar usando a pele e beleza, trabalhando com óleos essenciais como um perfumista natural & clareador de dentes e reduzir as rugas, tratamento da caspa, reduzir as estrias e mais. dos mesmos óleos essenciais que é ideal para aliviar a tensão, tratamento com oxigênio, melhoria do sono , calmante crianças com raiva e banho de desintoxicação. Quando se trata de família e fins de limpeza, óleos essenciais são maravilhosos como um detergente natural de repelente de mosquito, universal, esfregue o ambientador banho, protetor solar caseiro, casa de banho, etc.

Aqui está um preview do que você vai aprender neste livro:

O que é bom para os óleos essenciais?

Doenças comuns e óleo essencial de tratamento

Óleos essenciais para perda de peso

Óleos essenciais para aromaterapia

Receitas óleo essencial

Óleos essenciais para os animais de estimação

Os óleos essenciais são realmente muito pequenos em seu tamanho molecular. Por este motivo, eles são facilmente absorvidos pela superfície da pele. Como resultado, alguns dos melhores ingredientes em uma ampla gama de produtos de cuidados pessoais que pode nutrir, suavizar e curar. Uma coisa boa sobre eles é que eles têm acumulado no corpo ao longo do tempo. Este livro tem todas as respostas às perguntas que você possa ter sobre óleos essenciais. Pegue um e eu sei que você não lamentará.

Introdução

Excelente para fins de saúde, os óleos essenciais são as partes da planta altamente concentrado. Geralmente envolve a destilação de flores, folhas, casca, raízes, caules e outros aspectos de óleos essenciais de uma planta não «» se não contêm ácidos graxos. Conhecido para fornecer que um efeito regenerador é mentalmente, emocionalmente e fisicamente, óleos essenciais muito necessário pessoal, aromaterapia, tratamentos de medicina natural, em conjunto com produtos de limpeza. Os óleos essenciais são tão bem no passado. Você sabia que os egípcios e os judeus costumávamos fazer óleos essenciais de plantas embebido em óleo e filtro de óleo para o saco de lona? Bem, mostrando o uso constante do óleo essencial é claramente que eles são rentáveis.

Quando se trata de benefícios médicos, são óleos essenciais bons para certas coisas. Óleos essenciais melhorar a concentração, reduzir a tosse encantos, o tratamento de hematomas, melhorar a digestão, reduzir os desejos de comida, aliviar os sintomas da ressaca, etc falar usando a pele e beleza, trabalhando com óleos essenciais como um perfumista natural & clareador de dentes e reduzir as rugas, tratamento da caspa, reduzir as estrias e mais. dos mesmos óleos essenciais que é ideal para aliviar a tensão, tratamento com oxigênio, melhoria do sono , calmante crianças com raiva e banho de desintoxicação. Quando se trata de família e fins de limpeza, óleos essenciais são maravilhosos como um detergente natural de repelente de mosquito, universal, esfregue o ambientador banho, protetor solar caseiro, casa de banho, etc.

Além de seus benefícios infinitos, há uma coisa importante para aprender. Como pode o óleos essenciais no corpo? Caso contrário, aqui está a resposta. Se você deseja usar óleos essenciais para o corpo, há três maneiras de fazê-lo, óleos essenciais pode ser aplicados sobre a pele, ingestão ou inalação. As pessoas em geral, óleos essenciais, (na superfície do corpo), utilização gratuita de piscina, sprays, envolvimentos corporais e massagens. Se você desejar inalar óleos essenciais, são métodos usados expansão seca, calor, vapor e spray. Quando se trata de adoção é óleos essenciais é usado internamente em uma variedade de maneiras. No entanto, deve ser feito sob a supervisão de um médico licenciado.

Obrigado por baixar este livro. É minha firme convicção de que estes lhe dará todas as respostas a perguntas sobre seus óleos essenciais fornecem.

Capítulo 1 – Introdução aos óleos essenciais

O que é um óleo essencial?

Os óleos essenciais são muito basicamente, a essência do cheiro do material vegetal cru. Manter o odor característico da planta de óleos, é obtido e normalmente leva sua planta-mãe: o óleo de orégano ou chá árvore de petróleo por exemplo. Um óleo essencial puro, obter os melhores óleos essenciais sem aditivos. Parte a maior dos óleos essenciais é clara na cor e não é muito oleosa ao toque.

O que é um óleo essencial?

O mais popular utiliza dos óleos essenciais na aromaterapia. Aromaterapia é a prática de utilizar o cheiro, incluindo óleos essenciais, para mudar e melhorar física e bem-estar psicológico. Alguns exemplos: óleo essencial de lavanda teria um efeito calmante, por isso é uma escolha popular para uso em um difusor para perfumar um quarto. Fragrância de limão e hortelã-pimenta seria edificante e ambos os efeitos são frequentemente usados para combater a fadiga, o cansaço e estresse e geralmente melhorar o seu humor.

Alguns óleos essenciais são usados também em regimes de cuidados de pele para o tratamento da Acne (óleo da árvore do chá), mesmo tom de pele (lavanda) e também para ajudar as mulheres a se livrar das estrias (Neroli). Chá árvore petróleo é um desinfetante bactericido natural e pode ser usado para tratar infecções de pele, verrugas, mau hálito e caspa. Óleo de gerânio é um dos conselhos anti-envelhecimento incrível porque é dito que aumenta o tráfego na demanda, envelhecimento da pele com um brilho saudável! Outros, como o eucalipto são usados para ajudar na luta contra o congestionamento e problemas respiratórios.

A breve histórico

Há milhares de anos, eles descobriram muitas culturas e óleos benéficos.

Egito

O povo do Egito é conhecido por seus esforços para promover a cultura e tecnologia. A impressionante arquitetura das pirâmides para mumificação, o povo do Egito, desde os grandes sucessos. Os egípcios foram os primeiros a usar aromaterapia e óleos essenciais em sua medicina e sua religião-especialmente quando o embalsamamento processo. O povo do Egito, datado de 3500 A.C. e utilizados vários métodos de extração diferentes, incluindo enfleurage (um processo onde o material vegetal é espalhada sobre legumes

óleo ou gordura animal entre as placas) e destilação (um processo em que as plantas são fervidas e o vapor irá remover o núcleo da fábrica).

Arábia Saudita

Quando o Império Romano entrou em colapso e o mundo foi acionado na idade média, as culturas do Oriente chegou ao poder. Persa-médico é creditado com a melhoria do processo de destilação de óleos para benefícios máximos e rendimento das plantas.

Ao mesmo tempo permaneceram monges que eram em muitos casos, o médico equivalente da sua comunidade – com ervas e óleos. Infelizmente, alguns deles também eram vistos como pessoas que usaram os elementos naturais que gostaram na cura. Testado e mesmo mortos para praticar hekseri.

A própria Bíblia faz mais de 180 referências ao uso de óleo para lubrificação. Algumas referências que você espera: incenso é mencionado em oito livros enmirre mencionado em nove livros..--no antigo testamento e novo testamento. Mas outros óleos também é conhecido como: canela é mencionada em três livros, Nardo em três e até coentro ao meio. Curiosamente, a palavra significa "Cristo" gree "untada".

Tempos modernos no Ocidente

em 1937, o químico francês Rene Maurice Gattefosse perfumista e que cuidados de saúde é baseado em elementos naturais. Gattefosse é creditado com o desenvolvimento do termo "Aromaterapia" no início de 1900.

Gattefosse, queimou a mão em sua oficina. Se você está procurando um líquido colocar na mão para aliviar a queimadura, ele pôs a mão no líquido mais próximo de seus óleos essenciais-laboratório. O óleo é feito para se sentir melhor e deixar a sua pele para curar. Surpreendentemente, não havia nenhuma cicatrizes de sua mão. Uma pesquisa mais adicional descoberto Gattefosse zelfskleine quantidade de óleo como um enorme impacto positivo sobre seu corpo.

Durante o século de mid-20th baseou-se no trabalho do Dr Election Gattefosse e corretamente usados óleos essenciais para o tratamento de soldados feridos.

Óleos essenciais de hoje

A ciência moderna hoje continua a demonstrar os benefícios dos óleos. Por exemplo, hospitais na Europa tem estudado o sistema imunológico aumentando a incenso e Weber State University em alguns estudos que óleos tais como orégano são penicilina superior na sua capacidade de matar microorganismos.

O que é bom para os óleos essenciais?

Mais gentil do que os óleos essenciais com antivirais, antibacterianos e antimicótico grandes qualidades. Podem ser componentes excelentes na limpeza de sua casa. Hortelã-pimenta, eucalipto, limão, toranja, lavanda, alecrim e chá árvore são alguns dos óleos essenciais usados em detergentes para a roupa.

EOS é na verdade bastante pequeno em seu tamanho molecular. Por este motivo, eles são facilmente absorvidos pela superfície da pele. Como resultado, alguns dos melhores ingredientes em uma ampla gama de produtos de cuidados pessoais que pode nutrir, suavizar e curar. Uma coisa boa sobre eles é que eles têm acumulado no corpo ao longo do tempo.

Vários estudos têm encontrado que Rosemary EO pode melhorar significativamente o desempenho do cérebro. O cheiro de óleo de alecrim pode ajudar a melhorar a memória. Isto foi cientificamente testado e provado através da administração de testes de desempenho e lembre-se de um número de pessoas em condições de teste. Isto lhe dará uma visão sobre os benefícios que estão incluídos com diferentes óleos essenciais de forma científica. Além disso, que outras evidências de que os grupos que inalar lavanda ou alecrim EO experimentaram uma profunda sensação de relaxamento que eles fazer nada.

Você deve ser capaz de distinguir entre óleos essenciais e óleos perfumados. Eu sei que esses produtos são vendidos no mercado sob o título de perfumes de todos os óleos essenciais. Apesar de rótulos podem ler que é derivado de produtos naturais, produtos naturais e sintéticos na verdade não. Porque EOs é tudo natural, nenhuma empresa pode patentear eles. nunca serão ingredientes de óleos essenciais em uma busca para farmácia de drogas. Pelas mesmas razões, é recomendável que mais geral praticantes a medicina como uma alternativa aos medicamentos no mercado. EOS, na verdade, porque eles não são patenteáveis, fabricantes de medicamentos nunca desperdiçar tempo e recursos para estudar sobre eles. esta é uma razão por que a nossa compreensão dos óleos essenciais é limitado e que há forte não pesquisa trabalhos publicados sobre óleos essenciais. Fundo para obter informações sobre os óleos essenciais hoje são aqueles que pessoalmente experimentado por milhares durante um longo período da história e transmitidos para as gerações futuras.

Para preparar óleos essenciais, há um grande número de plantas necessário. Por exemplo, é surpreendente que a fim de produzir apenas 1 quilo de EO, ordenada que cerca de 4000 quilos de rosas búlgaras. Por outro lado, dou uma libra de lavanda essencial óleo você apenas 100-110 quilos de plantas de lavanda. Grande quantidade de plantas usadas para fazer óleos essenciais você entenderia por que é altamente concentrado.

Capítulo 2 – Óleos essenciais para aromaterapia e massagem

Óleos essenciais orgânicos e seu papel na massagem de aromaterapia

Os óleos essenciais em relação ao considerado não-orgânicos, orgânicos devem ser muito superior em termos de sua qualidade. Óleos orgânicos extraídos ou destilada a partir de plantas que são alimentadas e cultivadas sem o uso de pesticidas. Para que mesmo uma pequena quantidade de seus enormes quantidades de material vegetal necessária. Estes são usados para 12 constelações diferentes. Se estes óleos têm seu impacto sobre as pessoas com uma constelação particular, eles são usados em diferentes tipos de condicionadores e fragrâncias nestes dias para resultados surpreendentes.

É composto de ingredientes naturais

Esses óleos essenciais são livres de todos os tipos de produtos químicos e é 100% ingredientes naturais produtos. Se estes são feitos de plantas que não tenham sido tratadas com pesticidas, o risco de contaminação ao lado do zero. Extratos de alta qualidade estão disponíveis nas principais lojas. Se você é um do líder aromaterapia centro, você encontrará que estas são usadas para o tratamento dos visitantes. É feito de ingredientes naturais e livre de qualquer tipo de tratamentos químicos, neste energéticos dentro de você.

Irradiar positividade

Perfume e sentir na pele teria um efeito mágico no seu corpo e mente. Estes óleos inspiraria positividade em

11

seu mental, físico e emocional. Seu efeito é tão forte que você iria sentir enérgico do interior e ajuda manter fugindo de você toda a negatividade, estresse e frustração e fazer você se sentir calmo e relaxado. Isto é usado principalmente para terapias, Estados que estão livres de qualquer tipo de efeitos colaterais.

Esse foco no sistema límbico do cérebro. Estes aromas desses óleos afetam o cérebro de forma diferente. Estes odores estão diretamente relacionadas ao seu signo do Zodíaco. Quando você encontrar uma que atenda seu Zodíaco, você saberia a diferença. Se estes alvos do óleo e tem um impacto direto em seu cérebro, eles também têm muitos efeitos positivos nos outros sectores do sistema fisiológico.

Quais são os diferentes tipos usados?

Estes óleos estão disponíveis em todos os tipos de diferentes espécies e variedades. Aqui estão algumas delas:

Calêndula

Ginger Clove bud

Laranja da bergamota

Óleo de sândalo

Óleo de toranja

Óleo de alecrim

Além disso, existem centenas de diferentes variedades desses óleos usados por terapeutas das consequências que são significativos para o usuário. Estes óleos são únicos no seu sabor, cor e textura. Estes são muito caros; Mas dado o incrível impacto que têm no corpo e na mente humana, definitivamente merece ser caro.

Todos estes óleos são muito favoráveis, mas sua utilização adequada torna ainda mais eficaz. Um aromaterapeuta qualificado e bem treinado é a única pessoa que sabe como conseguir o melhor efeito de usá-los. entre toque a um terapeuta e desfrutar dos benefícios.

Os benefícios da aromaterapia e óleos naturais

Aromaterapia é um processo alternativo, através do qual, extratos de óleos essenciais são usados para aliviar e rejuvenescer o seu corpo de maneiras diferentes. Diferentes óleos essenciais têm vários potencial atenuante, mas todos foram destinados para incentivar e melhorar a função do cérebro a longo prazo. Estes óleos têm sido usados por centenas de anos, ao longo da história e do mundo.

Óleos de aromaterapia podem ser divididos em três tipos principais, incluindo cosméticos, massagem de aromaterapia e odor. Óleos essenciais de cosméticos ou óleos de aromaterapia são utilizados na pele para absorção no corpo através da pele. Dependendo do tipo usado, podem beneficiar seu corpo, tonificação, hidratação, secagem ou mesmo limpar a pele. Usado para massagem é aplicada ao corpo para relaxar e rejuvenescê-lo. Alguns dos melhores exemplos de óleos que são usados para este propósito são uvas, amêndoas e sementes de jojoba. O cheiro

Óleos de aromaterapia é tomado por inalação. Argumenta-se que quando cheirou o cheiro é capaz de desbloquear as memórias e também incentivar o corpo a refazer isso naturalmente.

Óleos essenciais podem ser muito útil no seu bem-estar do corpo e relaxamento. Alguns dos benefícios mais comuns da aromaterapia; alívio do estresse e relaxamento, melhor circulação sanguínea, sistema

13

imunológico e sistema respiratório, diferente de iluminação menor desconforto e aumentam a sua pontuação. Outros benefícios de saúde associados com o uso de óleos essenciais e inclui o Regulamento hormonal, má cicatrização, diminuição da congestão, aliviar a dor menstrual relacionado e cólicas, reduzir a inflamação e melhor digestão. A maioria dos óleos naturais e óleos de aromaterapia trabalha pelo cheiro. Corpo (quando expostos ao cheiro) respirar e cheiro viaja muito nervos para o cérebro, especialmente na resolução de nossa capacidade de aprendizagem, memória e humor. Quando a área é estimulada a liberar muitos produtos químicos bom pressentimento que melhora a habilidade do corpo para relaxar enquanto aumenta a atmosfera inspiradora.

Os óleos essenciais usados na aromaterapia podem ser extraídos de certas partes das plantas naturais incluindo flores, caules, folhas, raízes ou casca. Aqui, nós examinamos vários óleos de aromaterapia os benefícios que eles oferecem. Óleo da árvore do chá é conhecido como um anti-vírus, anti-fúngicos, antiséptico e imunoestimulante. Ajuda na cura os seios também, tosse e aliviar a asma, tratamento de acne e caspa. Pode também aproveitar as pessoas que sofrem de depressão, estresse e deficiências mentais. Utilização deste produto como aromaterapia um óleo pode ajudar a melhorar a circulação de linfa e sangue.

A alfazema tem crescimento celular da pele, estimulando a capacidade, melhorar a resistência, reduzir a pressão arterial, reduzir o stress ou depressão, aliviar a insônia e aliviar a dor. Óleo de limão pode ajudar o equilíbrio azia, dor de garganta feridas e reduzir a celulite. Óleo vegetal natural de eucalipto pode ajudar a aliviar os problemas respiratórios e diuréticos. Hortelã-pimenta pode reduzir dores de cabeça e melhorar a digestão, reduzir o inchaço e náuseas. Gengibre pode ser de grande ajuda para melhorar a viscosidade do sangue, aliviar dores musculares, aumento de apetite e inchaço do estômago e náuseas. Em suma, todas as plantas encontraram na natureza um valor quando se trata de aromaterapia. Antes da utilização, no entanto, é importante primeiro determinar quais produtos que você usar podem se beneficiar. Capitolo 3-Disturbi comuni e trattamento olio essenziale.

Capítulo 3 - Queixas gerais e processamento de óleos essenciais

Alergias

Melhores óleos: camomila, erva-cidreira, lavanda, bergamota, limão, hortelã-pimenta, eucalipto e manjericão, helichrysum

Como usar: até 60 gotas 40 gotas de lavanda, bergamota, Junípero e 40 gotas 20 gotas de hortelã-pimenta em uma garrafa. Agite a mistura 8 gotas com óleo de amêndoa 4 TSP e massagem sobre a área afetada.

Dor de cabeça

Melhores óleos: Helichrysum óleo, óleo de eucalipto (recomendado para sinusite) e óleo de hortelã ou hortelã-pimenta

Para evitar óleos: ylang ylang. Isto causa dores de cabeça, se usado em excesso.

Como usar: misturar 10 gotas de um óleo essencial com 1 onça de óleo de amêndoa doce em uma garrafa. 2-4 gotas no pescoço, testa e templos. Massagem.

Stress

EOS que aliviam o estresse incluem Ylang Ylang (liberando frustração e raiva), rosa (ao estresse), baunilha (calmante), manjerona (para desgosto e tristeza), bergamota (para ansiedade suave), incenso (para relaxar), Vetiver (acalmando quando está irritada), camomila (para dormir e calmantes), alfazema (insônia)

Como usar: Misture um dos óleos essenciais com transportadora em uma proporção de 01:10 e aplicá-lo ao seu corpo.

Para a insônia

Melhores óleos: óleo de lavanda, óleo de sálvia e Roman Chamomile

Para evitar óleos: toranja, cipreste, hortelã, alecrim e limão

Como usar: Aplique algumas gotas em uma bola de algodão no saco ou em uma casa de banho à noite.

Para caspa e coceira no couro cabeludo

Melhores óleos: eucalipto, menta, Patchouli, ylang-ylang, Tea Tree, Juniper, sálvia, lavanda e alecrim.

Como usar: Misture o óleo e shampoo sua massagem no couro cabeludo depois de chuveiro.

Para Acne

Melhores óleos: Jojoba, lavanda, gerânio, coco e Tea Tree

Como usar: selecione uma transportadora de petróleo e misture com 1 gota de gerânio EO, EO 5 gotas de Tea Tree, 6 gotas de lavanda EO e 1 onça FL. óleo de Jojoba em uma garrafa e fechá-lo hermeticamente. Aplicá-lo em seu rosto, de volta ou o pescoço. Evite contato com narinas, lábios, interior das orelhas e os olhos.

Para movimentação de sexo

Melhores óleos: sândalo, Ylang-Ylang laranja, cardamomo, sálvia, patchuli, bergamota, rosa e Neroli.

Como usar: massagem de ninguém ou fazer um banho sensual, usando um dos óleos.

Resfriado comum

Melhores óleos: casca de canela, óleo de lavanda, óleo de cravo e óleo de laranja doce

Como usar: misturar 5 gotas de cada óleo em uma garrafa. 10 gotas da mistura em uma tigela com água e coloque uma luz abaixo. Depois de alguns minutos o cheiro emitido no ar que você respira.

Prisão de ventre

O melhor óleo: hortelã-pimenta

Como usar: tomar 1 colher de chá de hortelã-pimenta para 5 vezes por dia

Capítulo 4 – Óleos essenciais para perda de peso

Óleos essenciais para perda de peso

Estes dias, parece tamanho grande de pessoas pessoas inadequada. Em boa forma é um status de muitos admirado. Isso é porque ajuda a construir a sua confiança. Mas se você acha que para entrar em forma, executar e quase quebrar a escada rolante, então você está pensando. Continue com essas máquinas pesadas e de óleos essenciais.

É um facto que o óleo essencial é ótimo para verter libras que é livre de um efeito colateral. Óleos essenciais na Índia é já há muitos anos. Estes óleos são usados para várias cerimônias, terapia e embalsamamento. Óleos essenciais não são gordos, mas na verdade é na forma de uma destilação de partes da planta que são de flores, folhas e casca. Produtos após a destilação são constituintes químicos. Com o processo de aromaterapia, estes óleos são absorvidos pela pele da pessoa. Estas também são constituídas a partir das narinas. Estes óleos têm propriedades que são muito poderosos e muito pequeno, fazendo-os entrar a circulação e também as células do corpo. Se esta com elementos naturais, os óleos com a habilidade natural do corpo de queimar calorias. Na verdade, depois de selecionar tudo para óleos essenciais para se livrar de flacidez, você não precisa seguir uma dieta adequada.

Usos de óleos essenciais

Os óleos essenciais são usados geralmente na parte inferior dos pés. Porque o maior número de poros na parte inferior do pé, tão absorvido o óleo torna-se mais rápido. Estes óleos são dispersos no ar com um alto-falante, também. Óleos essenciais para entrar a primeira alimentação através do sentido do olfato e com a estrada apenas, então aqueles na corrente sanguínea.

Canela

Óleo de canela é composto por propriedades que ajudam a controlar os níveis de glicose do sangue. Pode reduzir o risco de contrair diabetes, pois ajuda a regular os níveis de açúcar no sangue. Canela é considerada ser a função do fígado, que eventualmente contribui com peso perda e soro equilíbrio lipídico.

Limão

É conhecido como um desintoxicante natural. Óleo extraído do limão ajuda a reduzir o apetite. Limão sempre foi confiável para eliminar as toxinas do seu corpo e perder peso.

Ginger: é um ingrediente muito importante durante o cozimento, Ginger é famoso para o arrefecimento do estômago e tem as características de perda de peso pela queima de gordura para queimar.

Hortelã-pimenta

Óleo de hortelã-pimenta é oferecido através de destilação a vapor de Mentha x piperita, uma moeda de híbrido, criado pelo cruzamento de aquático e Mentha spicata Mentha. Esta espécie é agora cultivada em todo o mundo, foi originalmente pensado o apenas nativo das regiões mediterrânicas. O óleo destilado é um líquido claro com um toque de amarelo e um aroma muito característico.

Tradicionalmente usado para perder peso, especialmente se chá de hortelã.

Bergamota

Estimula o sistema endócrino para induzir sentimentos de calma e relaxada, o que é sofrimento emocional ligada a excessos de combate. Este ato de bergamota EO ajuda a promover a perda de peso, que combate o stress, que leva a excessos.

Sândalo

Desempenha um papel na perda de peso, uma vez que existe um grande efeito sobre o sistema digestivo. Sândalo melhora as funções do estômago e intestino que torna lógico dizer que afeta o seu peso.

Mandarim

São pobres em gordura e calorias (100 g = 53 calorias e 100 g = 0,3 g de gordura em sua dieta). Este show definitivamente um papel importante na perda de peso.

Gerânio rosa

Gerânio EO estimula o sistema linfático e ajuda a se livrar do excesso de água do corpo. Isso por sua vez ajuda a reduzir o peso.

Capítulo 5 – Óleos essenciais para seu bem-estar

Paz e felicidade

Bergamota, gerânio, limão, Neroli, laranja, flor rosa, incenso, sândalo, toranja Ylang Ylang

Depressão

Sálvia, lavanda, bergamota, gerânio, Roman Chamomile, ylang-ylang, jasmim, mandarim, toranja, helichrysum, olíbano, limão, sândalo de flor, rosa, Neroli, laranja

Medo

Bergamota, jasmim, Vetiver, madeira de cedro, sálvia, Roman Chamomile, toranja, laranja, limão, Neroli, incenso, sândalo

Stress

Mandarim, Ylang Ylang, sândalo, Roman camomila, lavanda, bergamota, sálvia, olíbano, gerânio, Neroli, rosa, laranja, jasmim, de benjoim, Patchouli, Vetiver

Capítulo 6-Essenciais óleo receitas

Receitas óleo essencial para a saúde

Frio-gripe

8-10 gotas de pinho

8-10 gotas de eucalipto

Coloque simplesmente tomar banhos se inalado. Regularmente inale. Travesseiro, ao lado do nariz. Isto abrirá os seios e também ajuda a se livrar do congestionamento na cabeça. Eucalipto também está atuando como um anti-séptico natural.

Pé de atleta

2 gotas de lavanda

3 gotas de Tea Tree

4-6 gotas de óleo de massagem

Misture nas palmas das mãos e aplique entre seus dedos e pés.

Mix repita isso pelo menos duas vezes por dia.

Pressão arterial, relaxantes musculares

25-30 gotas de Clary Sage

7-9 gotas de limão

8-9 gotas de manjerona

9-10 gotas de Ylang Ylang

Adicione a gotas em um frasco e encha-a com óleo de massagem de escolha.

Aplicação na pele é absorvida.

Perguntado por PMS

Banho quente, então, adicionar o prato seguinte:

5 gotas de Clary Sage

5 gotas de Ylang Ylang

4 gotas gerânio

Misture o óleo em um banho depois alimentar e relaxamento por 25-30 minutos.

Prisão de ventre

8-10 gotas de limão

10-15 gotas de alecrim

5-7 gotas de hortelã-pimenta

Dilua o óleo de massagem de 3 colheres de sopa de óleos.

Massagem em seu abdômen inferior, pelo menos, duas vezes por dia.

Infecção no ouvido

Adicione o seguinte em 2 colheres de chá de óleo de massagem

2 gotas de tomilho

4 gotas de Tea Tree

3 gotas de lavanda

Massageando a área ao redor do osso da orelha e face.

Mistura de dor de cabeça

5 gotas de hortelã-pimenta

20-24 gotas de manjerona

20-24 gotas de lavanda

Adicione gotas do frasco de cor âmbar e então encha com óleo de massagem de escolha.

Usá-lo para cabeça e pescoço

Receita de óleo essencial para o bem-estar

Smoothie de Julius laranja

1 laranja grande suculenta, Mature

raspas de 1 colher de chá laranja

1 colher de sopa terra de coco

1 xícara de leite de coco

1 pedaço de baunilha

1 colher de sopa de sementes de cânhamo

2 gotas de óleo essencial de cítricos frescos

Misture todos os ingredientes, exceto o citrus fresco EO até ficar homogêneo.

Adicione citrinos frescos EO e misture suavemente durante 30 segundos.

Probiótico bebida doce de laranja

2 gotas de óleo essencial de mandarim

Gosto de garrafa original Kombucha

Gelo

Coloque todos os ingredientes em um vidro e desfrutar

Abacaxi coco Mojito

1,5 xícaras de água de coco

.75 xícara de suco de abacaxi orgânico

5 gotas de limão EO

15 folhas de hortelã fresca

4 oz Rum

5 xícara de cubos de gelo

1 colher de chá de mel (opcional)

Esmagar as folhas de hortelã e divida em 2 copos.

Adicione o copo de cubos de gelo.

EO de limão, suco de abacaxi, água de coco, mel e rum em um coquetel.

Salada de frutas com óleo de laranja

1 copo de mirtilos

1 lb de morangos, cortadas ao meio

4 pêssegos médios, fatiados

3 kiwi, fatiado

2 colheres de sopa de mel cru

4 gotas de jovens vivendo laranja EO

Misture o óleo de laranja e o mel em uma tigela e reserve para que o laranja com sabor de infusão

Adicionar todas as frutas em uma tigela e regue a mistura de mel e mexa até que os legumes são cobertos uniformemente.

Servir e desfrutar

Arroz de limão coentro

1 xícara de arroz, cozinhada

2 xícaras de milho

Queijo cheddar, ralado

1 bando de coentro, picado ou picada

Suco de 1 limão

1 lata de Chiles verdes, cortadas em cubos

1 pode feijão preto, lavado e escorrido

2 dentes de alho

2 colheres de sopa de azeite, dividido

1 lata de tomates em cubos

1 cebola, finamente picada

Iogurte ou creme de leite

Adicione a cebola e cozido a ternura em uma frigideira, aqueça 1 colher de sopa de azeite 1 minuto. Adicione o alho e cozinhe por 2 minutos.

Combine 1 colher de sopa azeite de oliva mais, EO, mistura de cebola e coentro. Adicione o arroz e em seguida, atirar para o casaco. Para usar o arroz como um prato lateral, você deve parar aqui.

Para fazer uma refeição, faça o seguinte.

Misture o milho, tomates em cubos, pimentões verde e feijão preto em uma tigela separada.

Num prato, adicione uma colher de arroz ao lado de uma colher a mistura de feijão e queijo cheddar e, em seguida, cubra com uma colher de iogurte e coentro.

Mergulho de homus

1 colher de sopa picada alho

.25 xícara de água

3 tbsps. azeite de oliva

1 lata de feijão, com casca

6-9 gotas de jovens vivendo limão EO

Sal e pimenta

Escorra o feijão e reservar.

Misture todos os ingredientes no liquidificador.

Misture até ficar homogêneo.

Regar com azeite e sirva com condimentos de escolha

Óleo essencial de receitas para crianças

Impulso imune para crianças

1 gota de incenso

2 gotas de orégano

3 gotas de Melaleuca

Mix 3 protetora

Transportadora de petróleo (jojoba, amêndoas, etc)

Você rasteja na parte de baixo de seus pés antes de ir para a cama.

Mistura de foco de criança {grande para a escola e lição de casa}

3 gotas de laranja

3 gotas de hortelã-pimenta

Transportadora de petróleo (jojoba, amêndoas, etc)

Misture os ingredientes e aplicá-lo ao seu corpo.

Anti-Critter rodopiar

2 gotas de hortelã-pimenta

2 gotas de hortelã-pimenta

2 gotas de alecrim

2 gotas de eucalipto

2 gotas de Melaleuca

Transportadora de petróleo

Misture os ingredientes em uma garrafa e papéis no pescoço e atrás das orelhas para o seu filho. Você também pode esfregar o cabelo.

Receita de óleo essencial para idosos

Imunidade de impulso

2 gotas de hortelã-pimenta

2 gotas de orégano

1 gota de tea tree

3 gotas de cravo

3 gotas de limão

Transportadora de petróleo

Misture os ingredientes e aplique na parte inferior dos pés para estimular a imunidade e algemas.

Impulso extra imune

2 gotas de olíbano

5 gotas de Melaleuca

3 gotas de orégano

Transportadora de petróleo (óleo de coco, óleo de jojoba)

Misture os ingredientes e aplique na parte inferior dos pés para estimular a imunidade e algemas.

Preocupações sobre analgésicos

5 gotas de lavanda

8 gotas de hortelã-pimenta

5 gotas de Chamomile romana

3 gotas de olíbano

Transportadora de petróleo (jojoba, de amêndoa)

Misture os ingredientes e a testa, templos e a nuca.

Capítulo 7-Por que os óleos essenciais curado em comparação com drogas

Após tratamento médico, fisioterapia é o mais utilizado método de cura. Mas afetará muito lentamente e é um pouco difícil de usar. Com a demanda para a mais simples e eficaz de aromaterapia surgiu como uma alternativa que funciona não só ajuda a curar doenças físicas, mas também na mente e alma também. Aplica-se a vários tipos de óleos, conhecidos como óleos essenciais.

Drogas de prescrição são os perigos inerentes. Apesar de uma cautelosa prescrição do médico e disposição do paciente para seguir as ordens dadas pelo seu médico, há ferimentos e fatalidades ainda. De acordo com os centros dos EUA para controle de doenças estão morrendo mais de 100.000 pessoas nos Estados Unidos todos os anos, não por crimes de drogas, drogas, drogas ilegais ou overdoses, mas tomada prescrição drogas receita. Mais pessoas morrem a cada 10 dias conforme prescrito por médicos daqueles que foram mortos durante o ataque de 11/9.

Substâncias não-tóxicas naturais o corpo fora facilmente quando eles não são mais úteis para o corpo. Seu corpo é incapaz de metabolizar tecidos sintéticos quando recebê-los, eles acabam no corpo por anos ou até mesmo para uma vida que é perigoso e prejudicial, pois ela interfere com a função do corpo. Isto explica por que vestígios de drogas de prescrição usadas décadas atrás na infância podem ser encontrados no corpo.

Em vez de metabolizar moléculas naturais fáceis de corpo como os encontrados no EOs. Na verdade, o corpo, oferecido por moléculas EO com fins terapêuticos, criou o trabalho de corpo sobre eles vez em continua para o fígado e os rins e depois é eliminado do corpo.

Óleos essenciais vs drogas

Óleos essenciais e drogas funcionam de maneiras diferentes. Enquanto drogas ao longo de desintoxicam o corpo, óleos essenciais. EOS, receptores de ben enquanto medicamentos funcionam para confundir e esconder os locais do receptor.

O sistema imunológico está deprimido por drogas, enquanto o reforçado por EOs. Antibióticos destruir bactérias indiscriminadamente, bactérias boas e más. EOS, em vez disso, deixe as boas bactérias em seu corpo enquanto mata os bandidos.

As drogas são uma sensação tridimensional que é programada para fazer certas ações no corpo sem ter que considerar se o corpo ou não. EOS é multidimensional como tendo a inteligência que permite recuperar um equilíbrio homeostático de saúde para o corpo.

A tabela seguinte resume a comparação entre medicamentos e Eos

A indústria farmacêutica	Óleos essenciais
Propriedade. Artificialmente, GM Alguns dos princípios ativos conhecidos (1 ou 2) Eles veem todos os lotes Artificial, pode ser patenteado	Propriedade. Natural trabalhada, organicamente cultivada ou selvagens Centenas de ingredientes, nem todo mundo sabe. Nenhuma festa é igual a todos os outros Deus criou, não são patenteáveis.
Efeitos e consequências Não há medicamentos antivirais	Efeitos e consequências Antiviral Restaura o recurso natural

Impede que o recurso natural	Nenhuma interação é prejudicial
Muitas interações prejudiciais	Melhora a comunicação celular
Desliga o telefone	Melhora e restaura a célula de memória correta (DNA)
Envolve e confunde a célula de memória (DNA)	
Bloqueio de receptores	Limpar os locais do receptor
Importantes do sistema imunológico	Construir o sistema imunológico
Desequilíbrio emocional	Equilíbrio emocional
Efeitos colaterais prejudiciais	Efeitos secundários positivos
Leva à dependência e doença crônica	Leva a prosperidade e independência

Filosofia/paradigma	Filosofia/paradigma
Supõe-se esse estado natural, sensível e vulnerável a doenças	Assistência social é considerada como um estado natural, invulnerável à doença
Entende-se que o corpo e a alma precisa de ajuda externa para Helen	Entende-se que o corpo e a mente para curar-se
Desfiado, é separar uma parte do corpo, sentimentos e pensamentos	Mente integrada e holística, corpo e alma como uma entidade
A quantidade de defesas naturais e ataque a doença em si	Construir as defesas naturais e deixar tackle corpo doença
Trata de sintomas brutos nível externos	Nível de duto interno da célula de inteligência
Raízes históricas seculares, no materialismo	Raízes históricas na religião teísta quando

motivado por dinheiro	eles eram sacerdotes, curandeiros
Niveau externe traite des symptômes graves	
Racines séculaires, historiques matérialisme motivés par l'argent	

Capítulo 8-Óleos capítulo para animais de estimação

Segura os óleos essenciais para ser usado em animais de estimação

Óleos essenciais para os animais de estimação são saudável, todo-natural abordagem para melhorar a qualidade de vida para o seu cão com aromaterapia. Como pode ser certeza de aromaterapia? Fazer biscoitos caseiros e ver se você colocar em um bom humor! Agora, suponha que você e seu cão poderiam sentir o cheiro. Óleos essenciais para os animais de estimação adoptados os óleos essenciais de plantas que são 100% do óleo que uma planta produz, é claro e usado em uma variedade de maneiras de melhorar, é claro, emocional ou físico para seu cão de estimação. Existem vários óleos que são usados para diferentes finalidades no seu animal de estimação.

Óleos essenciais e suas finalidades:

Eucalipto óleo ajuda a cura das doenças respiratórias.

Incenso ajuda a estimular o sistema imunológico e ajuda o câncer e verrugas.

Lavanda é útil para o tratamento de cortes e queimaduras. Inalação de lavanda pode ajudar a acalmar um filhote de cachorro hiperativo.

Orégano é um óleo forte antibacteriano eficaz em caso de inalação.

Óleo de limão pode ser usado como uma alternativa ao óleo de citronela. Ele age como um repelente.

Naioli é usado como uma alternativa ao óleo da árvore do chá. Aplicação tópica ajuda alergias de pele e AIDS na cura de infecções de ouvido.

Rosemary é usado para artrite, para repelir pulgas e piolhos. Ele também é usado na irritação da pele.

Óleo de hortelã-pimenta pode ser usado para fazer um cão preguiçoso lentamente mais ativo e perder peso.

Estes são apenas alguns dos óleos essenciais que podem ser usados em misturas diferentes, a fim de melhorar a qualidade da saúde do seu animal de estimação, naturalmente. Recomendo sempre um manual detalhado para uso e óleo misturado, assim não dá a seu cão de forma alguma.

Dicas importantes para manter em mente ao comprar óleos essenciais para os animais de estimação

Os óleos essenciais são grandes presentes para a saúde humana e animal. Extratos de ervas e plantas com diferentes métodos, óleos essenciais ao redor de nossos tempos históricos. Diferentes tipos de EOs é usado para tratar uma variedade de sintomas em seres humanos. Os óleos essenciais são uma parte integrante da aromaterapia e tem boas propriedades de curativas. Existem algumas coisas que você precisa saber sobre como usar óleos essenciais no caminho certo e este artigo vai ajudar você a este respeito.

A maioria dos óleos essenciais é muito potente e nunca no animais sem diluição de acordo com as medidas prescritas devem ser aplicados. Também listado como transportadora de petróleo óleos é usada para diluir os óleos essenciais. Algumas dessas empresas incluem diluição Butters, ceras, álcoois ou outras medidas. Porque eles são na verdade em altas concentrações, ele pode acabar machucando sua pele aplicando em sua forma pura sem diluição.

É a coisa mais importante a notar sobre óleos essenciais. Não mantê-los fora do alcance das crianças. Também nunca deixe o contacto com os olhos do animal de estimação de óleos. EOS não é recomendado para uso interno. Também, você não deve consumir sempre óleos essenciais como o eucalipto e Evergreen. Enquanto alguns desses óleos essenciais são utilizados para diluição em produtos como pasta de dentes, observa-se que não há nenhuma razão para usá-los dessa forma. Na verdade, tomo alguns tóxicos óleos essenciais e faço nem mesmo através do contato com a pele. No entanto, você irá encontrar sem esses óleos vendidos em lojas. É raro para obtê-los; os efeitos positivos que podem conter óleos essenciais para os seres humanos é algo que não pode ser subestimada. Quando usado com discrição sob aconselhamento especializado, trazer sobre óleos essenciais um nível incrível de cuidado e atenção.

Com óleos essenciais para os animais de estimação

As pessoas adoram os animais porque eles são um sinal de amor incondicional, a inocência e a felicidade para os seus proprietários. Nossos amigos animais amam uma parte de nossas vidas e nós adoramos tê-los conosco.

Mas às vezes um animal entra em nossas vidas, que é um pouco "fora!"

O medo de que seus animais podem parecer estranhos para nós. Mas, mas plenamente justificado esse medo nas mentes de seu animal de estimação.

Para aplicar óleos essenciais em nossos animais de estimação pode reduzir seus medos

Fred calmante lavanda e Roman Chamomile, que acalma e seu animal de estimação: EOs

Estes três EOs pode ser usado para aliviar o sofrimento do seu animal de estimação. Você pode usá-los para situações; pode visitar o consultório veterinário, trauma, dor e depressão, abuso de substâncias, problemas de divórcio, hiperatividade e qualquer outra situação que trazem stress ao seu animal de estimação.

Por causa de sua sensibilidade aos óleos essenciais, vale lembrar que quando se trata de animais, pouco mais do que suficientes para efeitos do Eos.

Os óleos essenciais devem ser diluídos com uma transportadora de petróleo como óleo de amêndoa e azeite de oliva. A razão de diluição é de 1:1 (óleo essencial: transportadora de petróleo) para cavalos e cães. O fator de diluição para gatos é 01:10 (óleo essencial: transportadora de petróleo).

Tenha cuidado ao utilizar óleos essenciais com gatos. Gatos são muito sensíveis a EOs e alguns óleos essenciais são potencialmente perigosos para eles. estes óleos, tomilho e orégano, que é rico em fenóis. Gatos não podem efetivamente digerir fenóis. Isto é devido à sua falta de enzimas suficientes para digerir os fenóis. Evite paz & Calming com seus amigos felinos, porque ela contém pequenas quantidades de fenóis e também os óleos cítricos, estes gatos não gostam. São alguns dos óleos essenciais são seguros para uso em gatos, Roman Chamomile e óleos essenciais de lavanda são muito seguros para uso em gatos.

Para aplicar óleos essenciais para seu animal de estimação:

Para acalmar os cães:

Misture uma gota de Chamomile romana, lavanda ou calmante EO com uma redução de óleo do portador. Massagem sobre o corpo do cão. Aplicativo se você quiser o seu cachorro está estressado.

Para acalmar o cavalo:

Misturar 1 gota de lavanda ou camomila romana com uma gota de azeite de oliva orgânico. Esfrega isso na ponta do nariz, orelhas ou banda de corneta de seu cavalo. Aplicação quando o cavalo está com problemas.

Para acalmar o gato:

Misturar 1 gota de Chamomile romana, óleo essencial de lavanda com 10 paz & tranquilizantes ou gotas de azeite de oliva orgânico. Esfregue as pontas dos pavilhões do gato e o corpo inteiro. Aplicação quando o gato está em perigo.

Conclusão

Desde os tempos antigos, seu sabor e gosto de uma parte da vida de uma forma ou de outra. Perfumes e materiais perfumados utilizados na vida diária e desempenham um papel fundamental na vida cotidiana. Quase tudo de higiene pessoal, cosméticos e produtos de confeitaria possuem um tipo de gosto ou cheiro. Claro, estas são derivadas de muitas fontes de espécies animais e vegetais.

Óleos essenciais podem ser encontrados em espaços absorvíveis de células granulares em plantas. Dependendo da morfologia, fisiologia e planta, estas glândulas em todos os lugares. Estas glândulas podem ser encontradas em caules, flores, casca, madeira, raízes e folhas. Erros nestas glândulas por pressionar, esfregar ou calor significa a extração do óleo essencial. Um óleo essencial é composto de compostos voláteis aromáticos hidrofóbicos, na natureza.

Óleos essenciais podem ser produzidos por destilação ou expressão, por extracção de cada solvente. Estes são utilizados em perfumaria, aromaterapia, incenso, cosméticos, produtos farmacêuticos, bebidas e produtos de condimento. Este é um material muito útil que é comumente utilizado em alimentos e fragrância. Os óleos essenciais são conhecidos por ter muitos benefícios. Isso vai ajudar no tratamento de várias doenças e, também, um papel integral em cuidar de si mesmo.

O cheiro desse óleo suaviza a tranquilidade de espírito, corpo e, portanto, parte integrante das sessões de terapia do aroma. Óleos de eucalipto é o óleo de hortelã-pimenta conhecido e promover desordens respiratórias e também ação antimicrobiana. Muitos extratos vegetais utilizados na aromaterapia. Estes são frequentemente utilizados em produtos modernos. É extraído e utilizado em incenso, cosméticos, perfumes e produtos de higiene perfumados. O poder de cura desses óleos tornava muito popular no mundo. Isso alivia o stress e também ajuda na elevação do humor. Eles são conhecidos por suas propriedades anti-sépticas e antibacterianas. Há um grande aumento na utilização de óleos essenciais nos últimos anos. Aromaterapia é considerada por muitos como uma medicina alternativa.

Obrigado novamente para fazer o download deste livro.

Livros de exibição de
ARNOLD YATES

1-Musculação: como facilmente construir o músculo e manter a massa permanente: 10 X os resultados e construir o físico que você quer.

2-Ginástica: guia completo para exercícios de peso corporal, construir o seu corpo de sonho em 30 minutos

3-Dieta de Atkins-perder peso e sentir-se muito bem com dicas e receitas

4-4-soluções-hipertensão: 40-super alimentos que baixar a pressão arterial naturalmente

Só para dizer obrigado por comprar este livro.

Eu quero que você "6 princípios 6-pack abs".

Vale a pena $19,99.

.

PARA GRAÇA

CLIQUE AQUI

www.ingramcontent.com/pod-product-compliance
Lightning Source LLC
Chambersburg PA
CBHW071301280526
45788CB00004B/1806

* 9 7 8 1 5 4 2 6 6 6 0 0 8 *